PARIS. — IMPRIMERIE VALLÉE, 15, RUE BREDA.

LA QUESTION

DE

L'ABSINTHE

PAR

HENRI LIERRE

Et facta est tertia pars aquarum in absinthium : et multi hominum mortu sunt de aquis.

APOCALYPSE, ch. VIII, v. 11

EN VENTE

A L'IMPRIMERIE A. VALLÉE, 15, RUE BREDA

1867

LA QUESTION

DE

L'ABSINTHE

LA QUESTION

DE

L'ABSINTHE

PAR

HENRI LIERRE

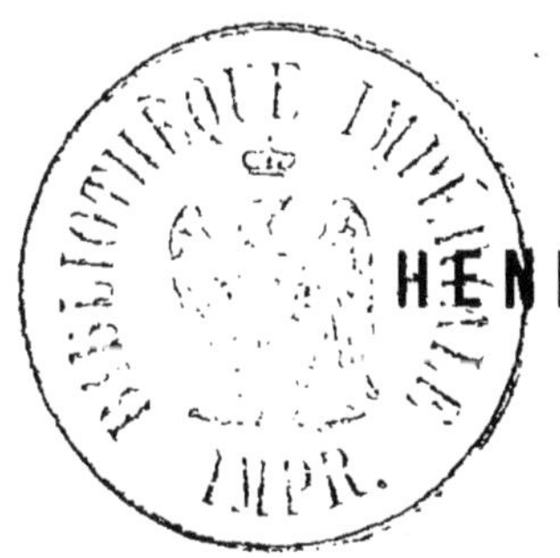

Et facta est tertia pars aquarum in absinthium : et multi hominum mortui sunt de aquis.

APOCALYPSE, ch. VIII, v. 11

—◦⋯◦—

PARIS

IMPRIMERIE VALLÉE, 15, RUE BREDA

—

1867

PRÉFACE

Buveurs très-illustres ou abstèmes, gens qui buvez trop ou qui ne buvez point, vous [que séduisent les rêveries de l'ivresse ou qui vous contentez plus sagement de la quiétude de la sobriété; c'est a vous tous indistinctement que je m'adresse.

Le but de mon livre est de juger l'absinthe sans prévention, sans parti pris, sans haine, sans amour, avec la plus scrupuleuse impartialité.

1.

J'appartiens a la catégorie des hommes sévères, mais justes.

J'entendais, soir et matin, déplorer les ravages qu'exerçait l'absinthe.

On en parlait presque autant et même plus que du Sleswig, du Mexique, de l'unité allemande et du pouvoir temporel.

C'était une question.

J'ai voulu la traiter, et, j'ose le dire, il m'a fallu du courage pour achever mon œuvre.

A la seule idée que j'étudiais les dangers de l'absinthe, sans les admettre a priori, j'ai vu des avoués et des conseillers de préfecture frémir d'indignation

Leurs cheveux se seraient hérissés, s'ils en avaient eu sur l'occiput.

J'ai persévéré par ce que je crois toujours utile de détruire des préjugés et d'établir la vérité.

Si l'on ne faisait pas de l'absinthe une sorte de monstre terrible et fantastique, si on ne lui donnait pas le charme du fruit défendu, l'attraction vertigineuse du gouffre, les lycéens en vacances n'en boiraient pas.

Le tapage serait moins grand autour de la fée aux yeux verts.

Je me charge de la déshabiller.

Je la peindrai telle qu'elle est, et ses détracteurs acharnés, comme ses partisans enthousiastes reconnaîtront

> . . . Qu'elle n'a mérité,
> Ni cet excès d'honneur, ni cette indignité,

Et qu'elle n'est pas plus perverse que ses sœurs, les autres fées de l'alcool.

Henri LIERRE.

LA QUESTION

DE

L'ABSINTHE

I

EXPOSÉ DE LA QUESTION.

Il y a bien longtemps que la liqueur d'absinthe est en butte, non pas seulement à des récriminations, mais à des dénonciations, à des injures, à des anathèmes.

Trois pétitionnaires, que je m'abstiens de nommer de peur de les exposer à la vindicte de leurs contradicteurs, ont demandé carrément au Sénat la suppression de l'absinthe.

Le rapporteur qui est venu rendre compte à la Chambre haute de l'avis de la commission chargée de peser la valeur de ces pétitions, a été M. le baron Charles Dupin.

Il a pris la parole dans la séance du 20 mars 1867.

M. Dupin a reconnu que l'absinthe, administrée à petites doses, et pour lutter contre certains états maladifs, pouvait produire un effet salutaire.

M. le baron a bien voulu admettre qu'à ce titre, l'absinthe pouvait figurer dans la collection des préparations pharmaceutiques.

« Mais, a ajouté l'honorable rapporteur, un emploi de cette nature n'a rien de commun avec les maux excessifs produits par l'usage copieux qu'en font des hommes pleins de santé. Cet usage a produit des effets si funestes que les médecins, les amis de l'humanité, et même les moralistes, ont fini par s'en effrayer. »

Il résulterait de cette énumération qu'il existe, parmi les ennemis de l'absinthe, trois catégories distinctes :

Les médecins ;

Les amis de l'humanité ;

Et même les moralistes.

L'honorable rapporteur, je me plais à le sup-
poser, ne condamne pas les membres de chaque
spécialité à un complet isolement. Il leur permet
d'être simultanément médecins, amis de l'humanité,
et même moralistes ; d'autre part, il n'entend pas
contraindre quiconque est simplement moraliste
ou ami de l'humanité, à se munir du diplôme de
docteur de la faculté de Paris. Tout ce que tient à
prouver M. le baron Charles Dupin, c'est que la
Science, la Philanthrophie et la Vertu sont d'accord
pour proscrire l'absinthe, qui est un poison à la
fois fatal au corps et à l'esprit.

En demandant le renvoi des pétitions au gouvernement, renvoi qui fut voté par le Sénat, la commission dont il était le rapporteur ne croyait pas
faire assez. Elle eût été heureuse de pouvoir sub-
stituer à ce palliatif un remède héroïque : « La
complète suppression de la dangereuse liqueur. »

» Les plus célèbres médecins de nos armées,
suivant l'honorable rapporteur, portent témoignage
des funestes effets qu'a produits sur les officiers,
les sous-officiers et même les soldats de nos régi-

ments d'Afrique le funeste abus de l'absinthe, abus qui s'accroît par l'usage et qui ne devient pas moins impérieux que celui de l'opium en Orient.

» Lorsque l'usage de cet excitant atteint un certain degré d'excès, il agit sur l'intelligence, et, par degrés, il la stupéfie. Il finit par altérer la raison même ; il conduit à la folie, et les médecins les plus distingués de la capitale en citent avec douleur de tristes exemples ; et nous pourrions en signaler de profondément déplorables dans quelques illustrations de premier ordre.

» En présence de pareils faits, nous n'hésitons pas un moment à demander le renvoi au gouvernement des trois pétitions, dont les faits, trop positifs, nous paraissent devoir être pris en très-grave considération.

» Nous voulons laisser à la sagesse du gouvernement le soin de chercher un remède, et nous serions heureux qu'il fût héroïque, et qu'il allât jusqu'à la complète suppression de la dangereuse liqueur. Réfléchissons bien que chez un peuple de quatre cent millions d'âmes, l'invasion de l'opium a commencé par être moins considérable, et que ces funestes effets passent aujourd'hui toutes les bornes. »

Est-il vrai, comme le dit le rapport du 20 mars 1867, que l'absinthe soit comparable à l'opium ?

Est-il vrai que ce soit la *liqueur dangereuse, la liqueur funeste, la liqueur pernicieuse* par excellence?

Faut-il la proscrire au nom de la morale, au nom de la santé publique?

Faut-il admettre sans appel la sentence prononcée par M. le baron Charles Dupin?

L'absinthe est-elle une source de dépérissement et d'abrutissement?

C'est ce que j'ai voulu examiner, avec l'attention la plus soutenue, froidement, en juge équitable qui désire avant tout s'éclairer.

Pendant plusieurs mois, j'ai recueilli des renseignements, interrogé des savants, multiplié les expériences et les analyses chimiques, et après une enquête patiemment prolongée, je viens soutenir, pièces en main, que l'absinthe est une boisson salutaire, cordiale et stomachique ;

Que ceux qui en consomment avec modération auraient grand tort d'y renoncer ;

Qu'elle n'est nuisible que lorsqu'on en fait, suivant l'expression de M. Dupin lui-même, un usage immodéré.

Quod est demonstrandum!

II

FABRICATION DE L'ABSINTHE. — EXAMEN DES SOPHISTICATIONS QU'ELLE PEUT SUBIR. — SUBSTANCES QUI PEUVENT ENTRER DANS SA COMPOSITION.

Et d'abord, qu'est-ce que la liqueur d'absinthe?

Bien des gens en absorbent sans bien savoir ce qu'ils ingurgitent, et seraient d'autant plus embarrassés pour en donner une définition, que les recettes de sa composition ne sont point partout identiques.

Laquelle choisir?

La plus simple, la plus répandue, la plus rationnelle.

Toutes les liqueurs d'absinthe ont pour base invariable la grande absinthe comme plante de distillation, la petite absinthe, comme plante de coloration ; mais elles y ajoutent, à doses variables, des ingrédients dont aucun n'est d'ailleurs susceptible d'altérer la santé.

Quelques faits isolés de sophistication ont permis aux détracteurs de l'absinthe de se donner libre carrière.

Les uns ont prétendu qu'elle était colorée en vert au moyen d'un mélange d'indigo, qui est bleu, et de curcuma, qui est jaune.

D'autres y ont découvert du sulfate de cuivre et même du chlorure d'antimoine.

Les uns et les autres ont commis une erreur en transformant en fait général une circonstance fortuite et rare qu'ils avaient remarquée.

Le 18 octobre 1864, dans une lettre publiée par *le Siècle*, qui est restée comme un des éléments de la cause qui nous occupe, les chefs d'une maison importante, disaient :

« Nous protestons, du haut de notre conscience, contre la supposition que le sulfate de cuivre, le chlorure d'antimoine, ou tout autre poison, puissent entrer dans la fabrication de l'absinthe.

» Nous n'employons que des plantes aromatiques

et l'administration peut, à toute heure du jour, contrôler notre fabrication.

» Nos étblissements sont à sa disposition. »

Un habile praticien, M. Deschamps, d'Avallon écrivait dans le *Journal de Médecine*, de Lyon :

« L'absinthe est un alcoolat coloré avec des sucs d'épinard, d'artichaut, etc., mais le végétal absinthe ne sert jamais à cet usage.

« L'indigo et le curcuma, qui ont été employés quelquefois pour la colorer sont complétement inoffensifs. Les traces de cuivre qu'on y rencontre quelquefois ne peuvent être attribuées qu'à l'action de la liqueur ou des robinets de laiton qui sont adaptés aux bidons des cantinières ou à de petits tonneaux ou bien encore aux vases dont se servent les débitants et quelques fabricants ; et non à l'introduction du sulfate de cuivre dans cette liqueur. »

Cette interprétation est la seule admissible pour expliquer les traces de cuivre qui auraient pu être trouvées dans les absinthes analysées.

C'est en 1864 que les journaux, comme un cordon de sentinelles avancées, ont répété ce cri:

« On a trouvé du sulfate de cuivre dans l'absinthe! »

C'est le 19 juillet 1864, que l'article du docteur

2.

Deschamps a paru dans le *Journal de Médecine* de Lyon. Il a suffi de cette alerte pour que fabricants et débitants redoublassent de soins, et fissent cesser des accidents qui provenaient uniquement de malpropreté et d'incurie.

A la suite de la grande et de la petite absinthe, les recettes de la fabrication de la liqueur d'absinthe, sans exception aucune, ne mentionnent jamais que des substances végétales bienfaisantes :

La racine d'angélique ;

L'origan vulgaire, plante labiée dont les vésicules ont été préconisés contre la paralysie, la dyspepsie, les rhumatismes ;

L'origan dictame, ou dictame de Crète, vanté par Hippocrate et par Virgile ;

La menthe ;

La badiane de Chine, ou anis étoilé, qui entre comme condiment dans la plupart des préparations de la cuisine chinoise ;

La racine du calamus aromatique, plante tonique et stomachique, de la famille des aroïdes.

La recette que j'ai vu le plus fréquemment mettre en pratique, rejette indistinctement toutes les substances végétales précitées.

III

PROPRIÉTÉS DES DIVERSES PLANTES QUI ENTRENT DANS
LA COMPOSITION DE L'ABSINTHE.

De nombreux fabricants obtiennent la liqueur
d'absinthe par la distillation dans de l'alcool à 72°,
de sommités de grande absinthe, de graines d'anis
et de graines de fenouil.

Elle sort blanche de l'alambic.

La coloration lui est donnée par l'infusion de
plantes entièrement inoffensives, par exemple du
blé vert.

Après avoir laissé infuser pendant quelque temps,
on soutire ; l'absinthe est mise dans des foudres où

elle se repose et obtient toute sa limpidité; puis elle est livrée au commerce.

Les proportions des substances peuvent varier au gré des fabricants; mais peu importe la prédominance de l'une ou de l'autre, si aucune d'elles n'a de germes de destruction.

La grande absinthe (*artemisia absinthium officinalis*) est une plante de la famille des synanthérées, fortement aromatique, d'une saveur âcre et amère, ce qui lui a valu son nom (α $\psi\iota\nu\theta\circ\varsigma$, sans douceur). C'est sur le versant des coteaux arides que croissent à la hauteur d'environ 1 mètre ses tiges droites, cannelées, cotonneuses et remplies d'une moelle blanche. Les feuilles sont alternes, larges, molles, profondément découpées et d'un vert à reflet argenté. Les fleurs qui paraissent aux mois de juillet et d'août, sont jaunâtres, petites et disposées en grappes.

En analysant chimiquement la grande absinthe, j'y ai trouvé du nitrate, du sulfate et de l'hydrochlorate de potasse, de l'albumine, de la chlorophyle, une fécule particulière, deux principes amers: l'un résiniforme, l'autre animalisé.

La grande absinthe a été en honneur dès l'antiquité la plus reculée; les initiés aux mystères d'Isis

portaient dans leurs processions des rameaux d'absinthe à la main. Pendant les féries latines, une
coupe remplie de vin d'absinthe (*vinum absinthites*)
était présentée au vainqueur des courses en char.

Était-ce pour lui rappeler que le bonheur est toujours mélangé d'amertume ?

Était-ce parce que la grande absinthe, symbole de
la santé, était le plus beau prix qu'il fût possible
de décerner?

Les scoliastes ne sont pas d'accord là-dessus,
mais sur quoi sont-ils d'accord ?

Nos pères fabriquaient avec la grande absinthe :

Du vin, en faisant infuser une once de feuilles
dans deux litres de vin ;

Du sirop, qu'ils prenaient à la dose d'une demi-
once à une once ;

Un extrait dont ils administraient de six grains
à un demi-gros.

Tonique et stimulante, la grande absinthe est
utilisée en médecine pour ramener l'action languis-
sante de l'estomac ; pour combattre la leucorrhée
ou l'aménorrhée chroniques, quand elles dépendent
de causes délibitantes.

Quelques auteurs la conseillent dans le traitement
des fièvres intermittentes.

Tous la recommandent comme anti-helminthique, en tisane, en sirop, en lotions sur l'abdomen, et cette plante maudite a calmé les douleurs de bien des enfants, tari les larmes de bien des mères.

Pour mieux constater l'innocuité de la grande absinthe, j'en ai fait préparer en forte infusion, et j'en ai bu trois grands verres à jeun, tous les matins, pendant vingt-cinq jours, sans en être nullement incommodé.

J'ai même engraissé.

De même, j'ai mangé par poignées sans le moindre inconvénient, des graines d'anis blanc (*pimpinella anisum*). Loin de nuire, elles réveillent les forces de l'estomac, facilitent la digestion des légumes aqueux, ainsi que l'expulsion des gaz qui se développent dans l'intérieur du tube intestinal.

C'est l'huile essentielle d'anis, qui, dans la liqueur d'absinthe, a la propriété de blanchir, quand on y mêle de l'eau.

Le fenouil est un condiment qui passe pour avoir la propriété de stimuler les différents appareils de l'économie animale.

Par testament de l'an 837, saint Aldric, évêque du Mans, fonda un repas annuel, où son clergé devait s'asseoir le 21 décembre, jour anniversaire de son ordination. En tête du menu, qu'il règle d'avance, figure une potion de fenouil (*potio de feniolo*), qui était alors une sorte d'absinthe. On achetait, chaque année, pour ce dîner :

Un muid de fenouil ;

Pour cinq sous d'argent de poisson ;

Un muid de fromage ;

Quatre muids de froment ;

Quatre muids de vin ;

Un muid de légumes.

A Naples et dans quelques autres parties de l'Italie, les jeunes pousses et les racines du fenouil se mangent crues, en hors-d'œuvre, comme des radis.

IV

APOLOGIE DE L'ABSINTHE.

La grande et petite absinthe, l'anis, le fenouil, sont des plantes salutaires. Comment leur réunion serait-elle nuisible ?

Leurs huiles essentielles combinées acquerraient-elles, par un inexplicable phénomène, une subite puissance d'intoxication ?

Mais, quand même cela serait, le consommateur ne s'empoisonnerait pas plus en les absorbant, qu'en mangeant des noyaux, où la chimie constate la présence de la strychnine et de l'acide cyanhydrique.

3

J'ai calculé que les plantes dont se compose l'absinthe, lui donnaient 0 k. 203899 d'huiles essentielles par hectolitre.

L'hectolitre contient trois mille petits verres à raison de trente par litre, en moyenne.

Un petit verre contient donc : 0 k. 00006796633 d'huiles essentielles.

Quels désastres voulez-vous que produisent des quantités aussi infinitésimales ?

Si elles agissent, c'est comme agit une dilution homéopathique.

L'homme le plus incrédule, le plus prévenu est obligé par l'évidence de se rallier à l'opinion que M. G. Péchelin a exprimée en ces termes dans la *Gazette des hôpitaux* du 29 août 1865 :

« Plusieurs longues investigations que j'ai faites depuis cinq ou six ans chez les fabricants d'absinthe m'ont démontré qu'elle ne contient, en dehors de l'alcool, aucune substance nuisible. Les divers sucs de plantes et les diverses essences que les fabricants d'absinthe font entrer dans leur liqueur sont, dans les proportions où ils les emploient, complétement inoffensifs. »

L'alcool, voilà donc le grand coupable !

Il est coutumier du fait, et les fâcheuses conséquences qu'entraîne son absoption déréglée ne sont que trop connues. Il suffit, pour les constater, de parcourir, un dimanche soir, les anciens boulevards extérieurs de Paris, où, dans certains quartiers populeux, vous trouvez des ivrognes à demi asphyxiés, couchés sur le sol ; d'autres à moitié nus et couverts de sang à la suite d'une rixe ; et même des femmes à la voix rauque, aux cheveux épars, aux vêtements en lambeaux, en proie à la folie des bacchantes!

Un des pétitionnaires qui se sont adressés au sénat, un commissaire du gouvernement auprès des conseils de guerre de Paris, M. le chef d'escadron major Corbet, a démontré qu'un grand nombre des crimes et des délits par lesquels les militaires étaient mis en jugement, résultaient de l'abus des boissons spiritueuses.

Sans contestation aucune, *concedo*.

Mais quand il vient dire que les effets produits par l'usage de l'absinthe sont plus pernicieux encore que ceux de l'eau-de-vie, *nego*.

L'absinthe n'est pas dans des conditions exceptionnelles ; elle est dans les conditions ordinaires des boissons alcooliques.

Buvez avec excès de l'eau-de-vie, du genièvre, de

la chartreuse, de la trappistine, vous obtiendrez des résultats non moins, et peut-être même plus terribles. « Les auteurs des calomnies contre l'absinthe, a dit M. Deschamps, d'Avallon, ne connaissent ni la composition, ni la préparation du liquide. Ils commettent, en en parlant, des erreurs énormes, parce qu'ils n'ont pas reconnu quels étaient les principes constituants de cette liqueur.

« La liqueur de la grande chartreuse produirait les mêmes effets que la liqueur d'absinthe si on en buvait autant. »

V

Je me suis souvenu de **Mithridate** ; j'ai voulu comparer les deux ivresses, en pleine connaissance de cause ; et surmontant la légitime répugnance qu'inspire à tout homme de bon sens le sacrifice, même momentané, de sa raison, j'ai pris, un jour, de l'absinthe à haute dose.

C'était de l'absinthe pure, limpide, ni trop jeune ni trop vieille, d'une bonne fabrication et marquant 72° à l'alcoolomètre.

Quatre heures sonnaient à l'horloge du grand

hôtel du Panorama, lorsque l'expérience a commencé.

Je verse l'eau lentement, goutte à goutte, et déjà les aromes qui se dégagent montent en effluves à mon cerveau. J'avale le mélange, qui ne marque plus que 18°, par conséquent, environ 27° au-dessous de l'eau-de-vie. C'est peu, sans doute, mais l'effet est beaucoup plus immédiat que si j'avais absorbé un verre de cognac à la fin d'un repas.

Cinq heures se sont écoulées depuis le déjeuner; et l'alcool de l'absinthe, au lieu d'être en partie neutralisé par un magma d'aliments solides et liquides, passe rapidement dans l'économie.

Mes idées deviennent tout à coup riantes.

Mes préoccupations s'effacent.

Mes humeurs noires se dissipent.

Est-ce que, par hasard, je serais venu au monde pour être heureux ?

C'en serait la première nouvelle.

Pendant que j'entame le second verre, des amis viennent s'asseoir à ma table. La conversation s'engage; je parle avec vivacité, avec pétulance, en me lançant dans les dissertations philosophiques et littéraires de l'ordre le plus élevé. Je trouve des expressions pittoresques, des mots marqués au coin de l'originalité...

Peste! où prend mon esprit toutes ces gentillesses?

Au moment où je me crois un foudre d'éloquence, ma pensée se trouble, ma parole s'empâte, ma vue s'obscurcit, et après le troisième verre, un irrésistible besoin de locomotion me pousse en avant : *go ahead !*

Je marche droit, la tête haute, aussi disposé à la taciturnité que je l'étais au bavardage. Passe un négociant habitué, chaque fois qu'il me rencontre, à me parler politique. Il est mal tombé, ce soir; je le mets enfuite en professant les doctrines les plus subversives, et en lui prédisant qu'à *la prochaine*, il doit infailliblement passer sous le rasoir national.

Il court encore.

Quelques minutes après, j'ai honte de ma violence; je côtoie l'ivresse, mais évidemment je n'y suis pas encore. Prendrais-je un quatrième verre ? Que dira ma portière? en me voyant, même dans mon état actuel, dont j'ai parfaitement conscience, le limonadier — limonadier! quel euphémisme !... va me refuser sa liqueur verte.

Allons !

C'est une victoire à remporter ! !

Non sur moi-même, mais sur le débitant.

Je tente de me raidir, d'arranger les plis de ma cravate, de prendre un air grave en demandant un verre d'absinthe.

Il est servi !

Tandis que je le déguste, j'essaye de lire les journaux pour me donner une contenance, mais j'épèle les mots un à un sans comprendre le sens général. Que m'importent M. de Bismark, Juarez, M. Seward, M. Disraeli contrarié par Gladstone ?... Une foule de figures officielles et diplomatiques semblent planer autour de ces feuilles publiques... Sortons !

Je vis comme dans un rêve. Les passants font autour de moi un bourdonnement confus ; puisse aucun d'eux n'être de ma connaissance, car il m'arrêterait, et m'entraînerait infailliblement dans une conversation qu'il me serait bien pénible de soutenir ! L'hallucination m'assiége ; la foule m'horripile, et, dans ma surexcitation anormale, au risque de lutter contre plus solide et plus vaillant que moi, je prendrais volontiers à partie tous ceux qui me coudoient et même ceux qui me regardent. Oh ! la bonne tête de batracien ! oh ! la bonne voix de provincial en-

roué ! *Odi profanum vulgus, et arceo...* Dieu !
que ne suis-je assis à l'ombre des forêts!... *O rus,
quando te aspiciam !* Oh ! les champs, le bluets,
les hannetons, les paysannes rebondies, la ferme et
la fermière, qu'a chantés Hégésippe Moreau, grand
poëte tué par l'alcool ! Après tout c'est un beau
trépas, un trépas comme en demande Béranger :

Dieu, mes enfants! vous donne un beau trépas!

Mais ne me prônez point les grandeurs, les cour-
tisans, les voitures de gala, les marquis, qu'Alceste
dédaignait si souverainement. Il a du bon, cet Alceste, bien que le *Misanthrope* soit, il faut le dire,
une pièce peu récréative. Qui donc, tout à l'heure,
au café, m'a soutenu le contraire ? Comme je l'au-
rais aplati, sans cet autre barbu qui s'est jeté à la
traverse, pour nous parler de brosse, d'empâtements
de finesse de ton, de touche magistrale... de l'argo
pour faire croire qu'il s'y connaît !

Au café de... j'en perds le nom !
L'extravagante confrérie!...
Arrière, belle au faux chignon.
Qui dérangez ma rêverie!...

Don ! voilà qu'un son argentin
Vibre dans la pieuse enceinte...
Est-ce là la cloche du matin ?

(*Parlé.*) Mais, non ! brute que je suis, il doit être
six heures du soir !

Où donc ai-je pris mon absinthe ?

Dois-je du plomb ou de l'acier
Menacer le maraud qui passe ?
Mais que m'importe un créancier.
Quand je m'envole dans l'espace ?
Loin du monde et de ses ébats.
D'un nimbe d'or la tête ceinte,
Fuyons !... l'existence ici-bas,
Est plus amère que l'absinthe.

Hélas ! quel lutin me grisa !
L'alcool et l'eau des fontaines.
Sainte-Cécile et Thérésa.
Voltaire et l'abbé Desfontaines :
Le temps passé, l'âge nouveau.
Le profane. les choses saintes,
Tout se brouille dans mon cerveau...
Où donc ai-je pris mon absinthe !

Et tout en rimaillant, en songeant, en pourchassant des chimères, en crayonnant d'une main fiévreuse des notes qu'il me sera impossible de déchiffrer demain; j'atteins les boulevards extérieurs et je tombe anéanti sur un banc.

Dire ce qui m'est arrivé, depuis ce moment jusqu'à celui où j'ai repris la complète possession de moi-même, c'est une tâche impraticable. J'étais comme somnambule. Je crois vaguement être entré dans un restaurant borgne; avoir mangé du canard aux navets; l'avoir digéré en errant au hasard, l'œil morne, la tête appesantie, la démarche chancelante, et m'être enfin retrouvé dans mon lit, où j'ai dormi d'un lourd sommeil.

VI

L'ABSINTHE ET LES AUTRES BOISSONS ALCOOLIQUES.

Tels sont les résultats de mon expérience per-
sonnelle : j'ai interrogé des buveurs d'absinthe, et
constaté l'analogie de leurs sensations avec les mien
nes. Naturellement, la dose nécessaire pour produire l'ébriété varie selon les forces du sujet ; le
courant d'idées dans lequel il entre est en raison
de son intelligence et de son éducation ; mais le
buveur passe toujours par trois périodes : celle
d'exhilaration ; celle de surexcitation violente ; celle
de torpeur.

Eh bien! ces trois périodes existent dans toutes les ivresses, et elles ont été admirablement caractérisées dans le Coran, par Mahomet, qui dit que Noé arrosa successivement la vigne du sang d'un singe, d'un lion et d'un porc. La seule différence qu'on puisse signaler entre l'ivresse produite par l'absinthe et l'ivresse que cause toute autre boisson alcoolique, c'est que, dans cette dernière, l'abrutissement, l'état comateux arrivent plus vite; qu'ils sont plus fréquemment accompagnés de maux d'estomacs, de nausées et de vomissements; et que la maladie est plus durable. J'ai fait, sur moi-même, avec du genièvre de Hollande, un essai méthodique et concluant, qui me permet de confirmer les assertions du docteur Deschamps, d'Avallon.

Il ne faut pas se dissimuler toutefois que l'enivrement par l'absinthe a des inconvénients spéciaux; en raison de l'heure, du jour où on la boit et de la rapidité de ses effets.

Quand vous concertez une partie joyeuse avec des amis, vous prenez soin de renvoyer au lendemain les affaires sérieuses. Nul souci ne vous tracasse; vous vous attablez gaiement, et si les fumées combinées du château-laffitte, du clos-vougeot, et du champagne vous montent à la tête, il n'y a que demi-mal. Les autres couvives s'aperçoivent à peine de votre surexcitation. Ne viennent-ils point de passer par la même filière, et ne sont-ils pas au même diapason ?

Mais, vous avez, dans l'après-midi, une négociation à terminer, une femme aimée à voir, une créance à recouvrer, un travail important à finir, un bon dîner à faire. En attendant l'heure du rendez-vous, par désœuvrement ou pour causer, vous, entrez dans un café ; vous vous laissez aller à prendre plusieurs verres d'absinthe... Dès lors l'échafaudage de vos projets s'écroule ! vous voilà incapable de discuter vos intérêts ; vous n'oserez pas vous présenter à la femme aimée ; vous ne travaillerez pas ; vous n'aurez ni faim, ni soif, et vous ferez au dîner, si vous n'y êtes inconvenant, aussi morne figure que le spectre de Banquo. Vous n'êtes bon à rien, qu'à cuver vos libations trop réitérées. Annihilé, devenu l'esclave de l'absinthe, vous êtes condamné pour un temps à l'ilotisme et à la stérilité.

De ce que l'absinthe se boit avant le repas, il s'ensuit que prise à haute dose, elle amène dans l'existence une perturbation particulière. A part ce désavantage, elle est ordinairement plus saine que beaucoup d'autres alcools. Les cas d'alcoolisme, de maladie et de mort par l'ivresse, sont plus nombreux que partout ailleurs dans les pays où l'absinthe n'est pas d'un usage général, où elle n'a même jamais pénétré.

D'après une statistique de M. Villermé, sur 45,609 morts accidentelles constatées en France, de 1835 à 1841, 1,622 seulement étaient causées par l'abus des boissons spiritueuses.

Cette proportion est restée la même, et sans connaître le chiffre des morts accidentelles particulièrement imputées à l'absinthe, on peut croire qu'il est minime.

En Angleterre, l'alcoolisme fait d'innombrables victimes. On a ramassé l'an dernier, dans les rues de Londres, 34,677 individus ivres-morts : 17,452 hommes et 17,225 femmes.

L'absinthe y est inconnue.

L'alcoolisme tue plus de cinquante mille personnes par an dans la circonscription du Zollverein, où les habitants consomment annuellement, quatre cent millions de litres d'eau-de-vie.

L'absinthe y est inconnue.

Les boissons alcooliques, au dire de M. de Tourgueneff, font en Russie, par an, plus de cent mille victimes.

Une statistique de Crauch, compte aux Etats-Unis, 375,000 ivrognes, dont 37,000 meurent des suites de leurs débauches.

L'absinthe est complétement étrangère à ces désastres.

L'absinthe est bien loin de tenir le rang qu'on lui assigne parmi les boissons, considérées sous le rapport du danger.

D'où vient donc qu'elle est incriminée avec tant d'acharnement, attaquée avec tant de violence? que d'honnêtes citoyens prennent la peine de la dénoncer au sénat, et que le sénat s'en émeut?

Cela vient de ce que, longtemps dédaignée, elle a brusquement conquis la vogue et attiré l'attention; mais toutes les clameurs, toutes les accusations n'effaceront pas ce fait dont je viens de donner des preuves surabondantes : l'absinthe n'est pernicieuse que si on en boit avec excès.

« Les médecins, a dit M. le baron Dupin, citent des exemples de folie produite par l'absinthe, et l'on en pourrait signaler dans quelques illustrations de premier ordre. » En entendant la lecture de ce passage, quelques sénateurs murmuraient le nom d'Alfred de Musset. C'est de lui qu'il s'agit, mais que prouve son exemple? Il en était arrivé, dit on, à boire l'absinthe par bouteille, à ne se soutenir que par elle, à ne pas manger. N'eût-il bu aux mêmes doses que du curaçao, il aurait également succombé.

D'ailleurs la passion exagérée d'Alfred de Musset pour l'absinthe est-elle bien démontrée? Il ne mentionne qu'une seule fois cette liqueur, et n'a pas l'air d'en être l'ardent adorateur. C'est dans le récit d'un souper fait chez Mlle Rachel, le 29 mai 1839. La cuisinière à laquelle on a demandé du rhum pour faire du punch, accourt, une bouteille à la main, et quelques moments après, la mère s'écrie :

« Sophie s'est trompée, c'est une bouteille d'absinthe.

Musset. Donnez-m'en un peu.

Rachel. Ah ! que je suis contente si vous prenez quelque chose chez nous.

La mère. On dit que c'est très-sain, l'absinthe.

Musset. Pas du tout, c'est malsain et détestable.

Sarah. Alors pourquoi en demandez-vous ?

Musset. Pour pouvoir dire que j'ai pris quelque chose ici.

Rachel. Je vais en boire !...

Assurément ces lignes n'annoncent pas un homme prêt à sacrifier sa vie à son penchant pour l'absinthe.

On a mis sur le compte de l'absinthe :

La folie et le suicide de Gérard de Nerval, qui fut trouvé pendu dans la rue de la Vieille-Lanterne ;

La mort de Francis Guichardet, qui expira sur un lit de l'hôpital Necker ;

La mort d'Erminaud du Châtelet, frappé de congestion cérébrale, au coin d'une borne de la rue de la Huchette.

Je les ai tous connus. Ce qui les a enlevés avant l'âge, c'est, à mes yeux, l'ensemble d'une existence d'irrégularité, de désordres, de veilles, de privations, d'orgies, d'excès de tout genre. Des amours contrariés, ou trop ardemment assouvis, avaient plus de part que l'alcool dans le dérangement des facultés de Gérard de Nerval. Je l'ai suivi dans toute sa carrière ; j'ai un exemplaire des premières poésies patriotiques qu'il signait Gérard Labrunie ; j'ai eu la primeur de sa chanson populaire de 1830, dont le dernier couplet était :

Bon ouvrier, attends la paie !
Bien des gens semblent oublier,

> Que la Liberté, pour monnaie,
> N'a que des feuilles de laurier.
> Si c'est trop peu pour payer leur dépense,
> Nous solderons les comptes de la France.
> Avec des fonds moins légers que ceux-là.
> Du courage !
> A l'ouvrage !
> Les pavés sont toujours là !

Gérard eut un moment de prospérité, et alla se caser, au milieu de meubles somptueux, dans un magnifique appartement de l'impasse du Doyenné, sur les ruines duquel est élevé maintenant le pavillon Denon. Il éprouva ensuite des revers ; mais dans la bonne comme dans la mauvaise fortune je ne l'ai jamais vu ivre. Il est vrai, tant sa fantaisie était capricante, qu'il n'était pas aisé de deviner s'il suivait le cours de ses pensées ou s'il subissait l'influence des vapeurs alcooliques. C'était une de ces natures primesautières qui, dans leurs voyages à travers les mondes éthérés, louvoient parfois sur les extrêmes frontières de l'hallucination. Gérard les franchit, hélas ! mais ce ne fut pas la faute de l'absinthe.

On pourrait reprocher plutôt à la *funeste liqueur*

la fin prématurée de Francis Guichardet, qui en absorbait des quantités fabuleuses ; mais que n'absorbait-il pas, ce bohême, qui, après avoir gaspillé le peu qu'il avait de patrimoine et de talent, avait fini par n'être qu'un joyeux parasite, Bélisaire des viveurs, auquel nul de ses anciens amis ne refusait l'obole d'un souper.

Du Châtelet avait été, en 1848, rédacteur en chef du *Patriote de la Meurthe*. Ayant demandé et obtenu la main d'une jeune fille de Nancy, il vint à Paris chercher ses papiers et régler quelques affaires dont les complications le contraignirent à prolonger son séjour plus qu'il ne l'aurait voulu. A son retour à Nancy, il trouva sa fiancée mariée à un rival.

Du Châtelet devint fou, fut renfermé pendant un an dans l'asile de Méréville, et en sortit à peu près guéri de sa folie, mais non de sa douleur.

Il entra au journal le *Siècle*, où il rédigea, avec l'érudition la plus profonde et la plus sûre, les faits relatifs à l'édilité parisienne et à l'histoire de Paris. C'était un savant et un bibliophile de premier ordre, un bon camarade et un homme loyal, mais systématiquement ivrogne, pour s'étourdir. Il s'était logé rue Dauphine, n° 4, au dernier étage d'une maison dont le principal locataire était un marchand de vin. Il ne buvait de l'absinthe que de loin en loin; mais comme il rattrapait alors le temps perdu !

Je le rencontrai un jour rue de l'Arbre-Sec avec un nommé Charles Chabot.

C'était un homme de lettres sans ouvrage; il avait fait paraître en 1855, avec un succès médiocre, deux petits volumes, les *Points sur les i* ou la *Bourse de Paris et de Londres*, et *Paris expliqué et dévoilé à l'étranger, à l'exposant et à la province.* Ce pauvre garçon qui demandait à l'alcool l'oubli de ses revers, a fini par s'asphyxier dans un garni de la rue Saint-Victor.

Ils m'offrirent une absinthe; je leur rendis leur politesse. Puis du Châtelet nous proposa d'aller déguster celle de son hôtelier.

— J'y *ai l'œil*, dit-il.

Je refusai et me séparai d'eux. Il était deux heures. Mes occupations me conduisirent dans le faubourg Saint-Germain et m'y retinrent jusqu'à six heures. En passant dans la rue Dauphine, l'idée me vint de savoir ce qu'ils étaient devenus?

Ils étaient là, dans la salle du cabaret, l'un en face de l'autre, savourant leur treizième verre, ayant trop absorbé et trop absorbés eux-mêmes pour m'apercevoir dans l'ombre sur le seuil. L'extase rayonnait parfois sur leurs figures tuméfiées ; une étrange fulguration s'allumait par intervalle, dans leurs yeux éteints, qui lançaient comme des éclairs au milieu du nuage que grossissaient sans cesse les volutes de fumée échappées de leurs pipes. Du Châtelet, dont l'éducation universitaire était complète et la tête encyclopédique, éblouissait son compagnon en le promenant à travers les âges, les civilisations, les mondes et les étoiles. Jamais ne fut mieux réalisé le programme de Pic de la Mirandole : *De omni re scibili et quibusdam aliis.* La science, un peu lourde d'ordinaire, montait, pour voler par les airs, sur les ailes de l'imagination.

Triste retour, monsieur, des choses d'ici-bas !

Aussi penaud qu'il avait été superbe, l'éloquent *lecturer* me disait le lendemain :

— J'ai monté mon escalier à quatre pattes.

Berlin, Leipsig, plusieurs autres villes d'Allemagne ont des brasseries souterraines, où l'on descend par une dizaine de marches. La pente en est irrésistible, suivant Hoffmann, qui déclare n'avoir pu jamais passer devant ces caves sans y rouler comme un tonneau. De même était, rue Mazarine, près de l'Institut, non pas une cave, mais un cabaret, pour l'absinthe duquel du Châtelet avait une prédilection invincible. Il lui était impossible de passer devant la porte sans entrer.

— Sachons dompter nos passions ! se disait-il un soir en approchant de cette Capoue alcoolique : n'entrons pas !

Et il passa fièrement en affectant de ne pas même regarder la boutique.

Mais, arrivé près de la rue Guénégaud, il se dit à lui-même :

— Ma foi ! tu t'es bien comporté ! Tu mérites une récompense ! je vais te payer une absinthe.

Et il revint sur ses pas.

Jamais personne n'a su de la bouche même de du Châtelet l'histoire, bien connue d'ailleurs, de ses amours et de sa folie ; mais je crois que, dévoré d'une incurable douleur, il a volontairement cherché la mort, et que son ivrognerie n'a été qu'un mode de suicide.

VII

LE VIN BLANC.

Etudiez ainsi la vie des prétendues victimes de l'absinthe, et vous y trouverez des circonstances calamiteuses qui ont entraîné le désespoir, le besoin du Léthé, le désir de ne plus être et, par suite, pour employer les expressions de M. Dupin, *l'usage copieux, l'usage abusif, l'usage immodéré* de l'alcool.

Qu'à haute dose, il soit pris sous forme d'absinthe ou autrement, il n'en mène pas moins à la cautérisation de l'estomac, au dépérissement mortel.

J'ai su un homme d'affaires, nommé Radigon,

5

qui, en manière de protestation contre l'absinthe, s'était adonné au vin blanc. Possédant de l'intelligence, une élocution facile, des notions usuelles de jurisprudence et de procédure, il s'était constitué une clientèle de bas étage, qu'il traînait de cabaret en cabaret. A chaque cabinet de consultation, c'était une tournée nouvelle, dont, bien entendu, il ne payait jamais les frais. En donnant audience à des plaideurs, qui, tout en conférant avec lui de leurs affaires litigieuses, se montraient disposés à l'abreuver, Radigon était arrivé à boire, en un seul jour, cinquante deux cinquièmes, ou dix litres et demi de vin blanc.

Ce fut son maximum, et quelques jours après qu'il l'eût atteint, on lui faisait cette épitaphe :

Ci git un grand buveur ; Radigon fut son nom ;
Il mourut en soldat, tué par le canon.

Il menait à sa suite une espèce de clerc, de saute-ruisseau, connu sous le sobriquet de Rattier, et qui lui survécut peu ; tous deux avaient les mêmes habitudes, qui sont celles d'un grand nombre de Parisiens.

Deux classes d'individus parcourent quotidien-
nement Paris ;

Celle des *carottiers* ;
Celle des généreux.

Le *carottier*, d'ordinaire, est doué d'une assez
grande force physique.

Il a le verbe haut, le ton impérieux, la démarche
hardie.

A toutes ses conversations se mêle invariable-
ment une de ces formules :

« Vous n'offrez rien ?

— Voilà tout ce que tu payes ?

— Monsieur vient à propos pour nous offrir
quelque chose.

— Qu'est-ce que vous offrez ? »

Le généreux n'attend pas qu'on le provoque.
Dès les premiers mots d'entretien, il vous dit :
« Entrons donc quelque part ; » il vous appréhende
au corps, vous mène au café le plus proche, et vous
condamne aux libations forcées.

Soyez pressé, ayez un rendez-vous, craignez de
manquer l'heure du repas ou du berger ; alléguez,
pour fuir au plus vite, les arguments les plus plau-
sibles ; l'impitoyable ami leur oppose son axiome :

« Nous ne pouvons pourtant pas nous quitter comme ça ! »

C'est dans les mœurs populaires de Paris ; la moitié de la population passe sa vie à régaler l'autre, ou à se faire régaler par l'autre. On s'offre la goutte, on s'offre le canon, on s'offre le rhum, et l'on ne veut jamais *s'en aller sur une jambe* ; et ces consommations sans trêve et sans fin, sont inaugurées, dès l'aurore, par des tournées de vin blanc.

On prend le vin blanc le matin, sous prétexte de *tuer le ver* ; c'est plutôt tuer l'homme.

VIII

Puisque le vin blanc peut-être aussi dangereux, aussi délétère que l'absinthe :

Doit-on, en conséquence, les comprendre tous deux dans la même proscription ?

Le législateur a-t-il à rédiger contre eux des dispositions prohibitrices, à les frapper de nouveaux impôts, à en entraver le débit ?

Un député du Nord, M. Piéron-Leroy, disait au Corps législatif, dans la séance du 2 juin 1866 :

« L'alcool, cette pauvre bête de somme du fisc, mérite-t-il les reproches qu'on lui adresse? Il faudrait se souvenir des avantages que procurent à l'agriculture les distilleries annexées à nos fermes, qui favorisent d'une façon si remarquable la production du blé, de la viande, et qui enrichissent nos campagnes sans nuire à la santé de leurs habitants. On invoque la morale publique ! On ne moralise pas les populations en élevant le prix de l'alcool ; on favorise seulement la fraude, on ralentit la production, mais on ne change pas l'habitude des ivrognes incorrigibles. »

Mon ami Victor Borie, qui a horreur de l'absinthe, disait pourtant, dans un article publié par le *Siècle*, le 18 octobre 1864 :

« Je crois l'Etat, sinon désintéressé, du moins incompétent, pour modifier les mœurs des citoyens. Un décret ne supprimerait ni l'usage de l'absinthe, ni l'abus des liqueurs fortes.

» Un impôt nouveau ?

» Nous savons ce que valent les impôts en ces matières.

» On l'a essayé en Belgique, et on n'a pas réussi.

» L'eau-de-vie devient plus chère, cela est vrai.

» L'ivrogne en consomme-t-il moins ?

» Là est la question.

» La passion des liqueurs fortes passe par-dessus l'impôt.

» Savez-vous ce qui arrive? L'ivrogne consomme autant d'eau-de-vie, mais la femme et les enfants manquent de pain.

» Le trésor y gagne ; le vice n'y perd rien, et la misère de la famille innocente augmente. Voilà le résultat final.

» Mais que faut-il faire ? »

IX

La solution du problème est dans la sagesse des citoyens.

Dès qu'ils seront bien convaincus :

Qu'un verre d'absinthe est un excellent apéritif ;

Que deux ou trois verres provoquent l'anorexie;

Qu'un verre stimule les facultés intellectuelles ;

Que deux ou trois les endorment;

Ils s'imposeront une ration raisonnable, et tout prétexte aux réclamations s'évanouira.

L'absinthe, prise en petite quantité, ne peut,

comme je l'ai déjà posé en principe, être que salutaire et cordiale.

J'en atteste Charles Monselet, qui n'en boit pas,
mais qui en a observé les effets dans le cours de
ses études gastronomiques.

Charles Monselet n'aime que le vin ; l'eau-de-vie,
le rhum, les liqueurs lui sont indifférentes : il a
usé plusieurs fois de l'absinthe, exceptionnelle-
ment, et toujours avec succès.

— Voici, m'a-t-il dit, dans quel cas l'absinthe
a pour moi des avantages. J'ai dîné copieusement,
sans autre préoccupation que celle de faire un bon
repas, avec l'intention formelle de consacrer ma
soirée à la flânerie et au farniente. Un messager du
diable me rappelle que, le lendemain, dès sept
heures, je dois livrer un article à l'imprimerie du
Monde illustré.

« On viendra chercher la copie !

» Je rentre chez moi ; je bois deux verres d'absinthe ; je me mets au travail, et l'article est
enlevé. »

C'est une idée neuve que celle de s'administrer
l'absinthe comme digestif, pour dégager la tête et
l'estomac. Aucun de mes lecteurs ne sera surpris
qu'elle ait réussi dans l'application, s'il se reporte à

ce que nous avons dit des propriétés des plantes
aromatiques dont la liqueur d'absinthe est com-
posée.

Avant comme après le repas, l'absinthe stimule
utilement l'organisme, et contribue à en entretenir
le jeu régulier.

On m'a montré, dans un faubourg de Paris, trois
hommes à la constitution robuste, à la taille her-
culéenne, au teint frais et fleuri. L'un était un dis-
tillateur d'absinthe, qui comptait trente ans d'exer-
cice ; les deux autres étaient ses employés, saturés
depuis dix ans des exhalaisons de l'absinthe, et
habitués à en boire régulièrement un verre par
jour.

Ils vivront un siècle.

X

CONCLUSION.

En Algérie, où commença la vogue de l'absinthe,
les chirurgiens furent les premiers à conseiller d'en
mêler quelques gouttes à l'eau saumâtre et nauséa-
bonde qu'étaient souvent, à défaut de toute autre,
forcées de boire les troupes en marche.

L'amalgame parut si agréable, que, pour avoir
le plaisir de le faire, plusieurs soldats aimèrent
bientôt mieux trouver sur leur route une citerne
qu'une source vive, dont la fraîcheur excluait
l'addition de tout alcool.

Le goût de l'absinthe se répandit ; les cafés d'Alger, d'Oran, de Bougie, de Constantine furent témoins d'excès déplorables.

Une réprobation, dont la presse de la métropole s'est fait l'écho, a déterminé une réforme, et aujourd'hui, j'ose l'affirmer, on ne consomme pas plus d'absinthe dans les garnisons d'Afrique que dans celles de France. Les cas d'alcoolisme, qui n'ont jamais été très-nombreux en Algérie, ont presque disparu, et ne s'observent que chez des Maltais ou des Espagnols. La boisson qui leur brûle le corps et leur trouble l'esprit, est, non pas l'absinthe, mais une anisette très-forte, que l'on prend étendue d'eau, à l'état laiteux, ou en *champoreau*, c'est-à-dire mêlée à du café.

La disparition de l'abus de l'absinthe en Algérie, montre qu'on ne fait pas inutilement appel à la raison publique. C'était à elle qu'aurait pu s'adresser M. le baron Charles Dupin, au lieu d'inviter le gouvernement à promulguer des lois répressives ou a créer de nouveaux impôts. Qu'il nous soit permis de le dire, sans vouloir manquer en rien au respect qui lui est dû, que son rapport est d'un homme prévenu. Il a trop facilement écouté des pétitionnaires hostiles, sans entendre le pour comme le contre; il a tranché la question sans l'approfondir. Plus nous relisons son rapport, plus nous croyons y saisir des traces de paralogisme, de négligence et de précipitation. Cette catilinaire n'est pas écrite de ce style châtié auquel nous avait acccutumés l'honorable orateur, et n'a pas la forte concaténation de ses autres travaux. M. Dupin, pour pallier les inconvénients qu'auraient de nouvelles taxes, s'autorise de la faiblesse des importations d'absinthe. Cette liqueur en est-elle moins l'objet d'une industrie et d'un commerce intérieurs considérables, et pourrait-on la grever sans léser de nombreux intérêts?

On remarque encore dans le rapport de **M.** le baron Charles Dupin, des répétitions de mots qui accusent la rapidité de l'exécution.

Ce défaut est sensible dès le début.

« Trois pétitions relatives à l'*usage* abusif et délétère de l'absinthe ont été présentées au Sénat. Toutes trois signalent les déplorables effets occasionnés par l'*usage* toujours croissant de cette liqueur. »

On lit plus loin :

« Lorsque l'usage de cet *excitant atteint un certain degré d'excès*, il agit sur l'intelligence, et, par *degrés*, il stupéfie. »

On lit plus loin encore :

Considérer, considérable, considération. M. Agry a *fait* connaître ces *faits...* en présence de pareils *faits*, nous n'hésitons pas à demander le renvoi au gouvernement des trois pétitions dont les *faits*, etc. » Ces petites imperfections ne trahissent-elles pas l'auteur pressé d'en finir et de conclure?

Nous concluons aussi, en déclarant qu'il n'y pas lieu à suivre.

Prêchons la modération! unissons-nous pour que chacun ait le courage de résister à de fàcheux entraînements et de se mettre à la ration, mais repoussons la pensée de traiter les hommes comme des enfants, de les priver de leur liberté individuelle, de leur interdire une boisson plutôt qu'une autre.

Ne provoquons pas l'établissement de nouvelles taxes qui ne remédieraient à rien. Comme tous les autres alcools, l'absinthe acquitte un droit général de 90 fr. l'hectolitre d'alcool pur, soit 0,65 cent.

par litre à 0.72 cent.; à cette perception s'ajoute celle du droit d'octroi, variable selon les localités. L'absinthe qui est consommée dans Paris paye, y compris le droit d'entrée, 138 fr. l'hectolitre d'alcool pur, soit un franc par litre.

C'est bien assez.

En somme, condamnons l'abus sans flétrir l'usage; faut-il supprimer les rivières parce qu'il y a des gens qui s'y noient?

TABLE

FIN.

Paris. — Imprimerie VALLÉE. 15, rue Breda.